QUELQUES EXPÉRIENCES

AVEC LE

NOUVEL APPAREIL COLLIN

POUR LE REDRESSEMENT BRUSQUE

DU GENU VALGUM

PAR

Paul-Émile REGNARD

Docteur en médecine de la Faculté de Paris,
Ancien externe des hôpitaux de Paris,
Médaille de bronze de l'Assistance publique.

PARIS

A. PARENT, IMPRIMEUR DE LA FACULTÉ DE MÉDECINE

A. DAVY, successeur

52, RUE MADAME ET RUE MONSIEUR-LE-PRINCE, 14

1884

QUELQUES EXPÉRIENCES

AVEC LE

NOUVEL APPAREIL COLLIN

POUR LE REDRESSEMENT BRUSQUE

DU GENU VALGUM

PAR

Paul-Émile REGNARD

Docteur en médecine de la Faculté de Paris,
Ancien externe des hôpitaux de Paris,
Médaille de bronze de l'Assistance publique.

PARIS

A. PARENT, IMPRIMEUR DE LA FACULTÉ DE MÉDECINE
A. DAVY, successeur
52, RUE MADAME ET RUE MONSIEUR-LE-PRINCE, 14

1884

A LA MÉMOIRE DE MON GRAND-PÈRE

A MES PARENTS

A MES AMIS

QUELQUES EXPÉRIENCES

AVEC LE

NOUVEL APPAREIL COLLIN

POUR LE REDRESSEMENT BRUSQUE

DU GENU VALGUM

———

INTRODUCTION.

Depuis les progrès de la chirurgie antiseptique, certaines opérations, qu'autrefois l'on n'osait entreprendre, que l'on citait comme des exemples de témérité qu'il fallait se garder de suivre, sont actuellement admises et pratiquées par un grand nombre de chirurgiens.

Il semble qu'il n'existe plus aucun obstacle à la témérité et que le pansement de Lister est un préservatif sûr, fidèle, constant. Tout, avec lui, est possible, devient légitime, et si le malade meurt c'est de sa faute et non de celle du pansement.

Ce n'est certes pas que nous ne soyons profond

admirateur du pansement de Lister ; ce n'est pas que nous ne croyions aux beaux et magnifiques résultats qu'il donne, et à la sécurité relative qu'il apporte dans bien des cas ; la méthode antiseptique est actuellement le fond de la chirurgie moderne, et grâce à elle, celle-ci a pu faire des progrès considérables, nous oserions presque dire se rénover complètement. Mais cette sécurité n'est, comme nous le disions plus haut, que relative, et, de la présence sur une plaie du pansement de Lister, il ne faut pas conclure à l'innocuité absolue de cette plaie, il ne faut pas que le chirurgien cesse de la surveiller, croyant son rôle fini du moment qu'il a isolé la plaie de l'air ambiant par un milieu antiseptique artificiel.

Enfin, toute opération n'est pas sans danger ; toute opération apporte avec elle un certain nombre de risques qu'il faut savoir reconnaître, et il est nécessaire de mettre en ligne de compte la bénignité d'une opération avant d'en faire un procédé de choix.

Récemment, dans une discussion à la Société de chirurgie, on préconisait, comme méthode de choix, les sutures de la rotule dans les cas de fracture de cet os, alors que tous les chirurgiens, sans exception, savent que la guérison de ces fractures est la règle, et la guérison sans complications ; qu'au contraire, peuvent résulter des accidents graves à la suite d'une ouverture d'une articulation, d'un foyer de fracture, afin de suturer les os. Les malades dont on a présenté les observations ont guéri, les résultats ont été bons ; mais il y a eu des cas de mort, et n'y en eût-il eu qu'un seul au milieu d'un nombre incalculable de succès, ce malade a été tué par le chirurgien, lorsqu'il devait guérir de sa fracture de la rotule sans accident.

Une autre opération est, depuis peu aussi, revenue en discussion. Un grand enthousiasme s'est emparé des chirurgiens, et il n'en est pas un actuellement qui ne voudrait revendiquer pour sa part quelques ostéotomies suivies de succès.

Nous n'entreprendrons pas de discuter la valeur de l'ostéotomie, nous ne nous sentons pas une compétence suffisante pour oser donner notre avis. Mais, suivant en cela quelques-uns de nos maîtres, nous rappelant ce que nous avons vu touchant les lésions osseuses avec plaie, il nous est permis de dire que, toute fracture compliquée est une lésion grave, beaucoup plus grave qu'une fracture simple. Or, l'ostéotomie est une véritable fracture compliquée avec petite plaie, déchirure du périoste, soins immédiats et immobilisation absolue; bénignité, assurément, mais bénignité relative, et obtenue par des moyens méticuleux, des soins délicats, un mode opératoire difficile à réaliser.

Ne serait-il pas préférable, pour le malade, de trouver un procédé certain de redressement par fracture, sans aucune plaie, procédé permettant de faire cette fracture à un point exact et choisi d'avance, en prenant un point d'appui aussi peu étendu que possible, mais suffisamment large pour ne pas léser les parties molles et n'entraînant par son action aucune lésion capable d'amener des complications graves, comme on en trouve, rarement il est vrai, mais comme on en trouve, dans quelques observations d'ostéotomie.

Nous avons eu l'occasion de voir employer deux fois, dans le service de M. le professeur Verneuil, et une fois dans celui de M. le professeur Guyon, le nouvel appareil ostéoclasique Collin ; nous avons pu suivre les malades que nous avions vu opérer ; aussi, M. le professeur Verneuil nous a engagé à faire, si nous pouvions, quelques expériences cadavériques, et à rappporter ces expériences comme thèse inaugurale.

Nous avons réuni les observations des genu valgum qui actuellement ont été redressés par l'ostéoclaste Collin.

Deux des malades ont été présentés à la Société de chirurgie ; l'un par M. Polaillon, et, dans cette même discussion, M. Gillette a rapporté l'histoire de l'autre malade.

Nous ne parlerons ni de l'ostéotomie, ni de l'ostéoclasie chez l'enfant ; n'ayant pas eu l'occasion d'en voir chez des malades de cet âge, nous ne pouvons nous faire une opinion à cet égard. Actuellement, M. de Saint-Germain, à l'hôpital des Enfants, emploie deux méthodes, repoussant absolument l'usage de tout ostéoclaste. Il ne reconnaît, comme donnant de bons résultats, que : l'ostéoclasie manuelle ou plutôt le redressement manuel (nous ne lui avons vu employer cette méthode que dans les déviations rachitiques), et l'ostéotomie, mais l'ostéotomie jointe à l'ostéoclasie. Il fait avec le ciseau de

Macewen une sorte d'encoche, de trait ; il indique ainsi le point ou doit se fracturer l'os,. n'enfonçant le ciseau que de deux ou trois millimètres, quatre ou cinq au plus dans les cas où l'os est très augmenté de volume, puis, avec les mains, il presse sur la jambe comme sur un levier et l'os se brise au niveau du point désigné par le ciseau. Ensuite, fermant la petite plaie avec de la gaze phéniquée de Lister, il met au-dessus une bande de flanelle, puis une bande plâtrée maintenue par des attelles de bois garnies d'ouate. Les résultats semblent très bons. Nous nous abstiendrons de parler de l'ostéoclasie chez l'enfant, nous n'avons fait nos expériences que chez l'adulte. L'appareil est fait pour l'adulte ; et c'est dans les cas de genu valgum de cause non rachitique que nous conseillerons l'emploi de l'ostéoclaste Collin.

Dans un premier chapitre, nous étudierons ou plutôt nous énumérerons les divers ostéoclastes qui ont été successivement employés. Nous n'avons pas la prétention de faire un historique complet de la question qui nous entraînerait beaucoup trop loin, et qui surtout ne présenterait que peu d'intérêt. Nous nous contenterons de signaler les principaux appareils, en nous occupant surtout des plus récents, cherchant à montrer quels avantages et quels inconvénients ils peuvent présenter.

Ensuite nous décrirons, autant que le permettra notre ignorance en l'art de la mécanique, l'appareil Collin, donnant d'abord la description rapide du premier appareil, en annexant à cette description une gravure que M. Collin a bien voulu nous confier, et nous exposerons les modifications qui ont été progressivement apportées à cet appareil pour l'amener au point où nous le présentons aujourd'hui.

Après avoir décrit l'appareil, nous donnerons avec détail les expériences que nous avons faites, et les ferons suivre de réflexions qui résumeront les enseignements que l'on peut tirer de ces expériences, et, par suite, quel est le mode d'application de l'appareil.

Enfin, nous terminerons par l'histoire des opérés que nous avons eus sous les yeux, et en les rapprochant des expériences que nous avons instituées, il sera possible de se rendre compte des avantages présentés par l'ostéoclaste que nous avons employé.

Avant d'aborder notre sujet, qu'il nous soit permis de remercier M. le professeur Verneuil de la bienveillance qu'il nous a témoignée, des excellents conseils qu'il n'a cessé de nous prodiguer dans ses leçons à l'amphithéâtre et au lit du malade. Nous le remercions d'avoir bien voulu accepter la présidence de notre thèse, dont nous lui offrons la dédicace comme un faible témoignage de notre reconnaissance.

Nous tenons aussi à remercier M. le professeur Guyon qui nous a permis d'assister à la dernière ostéoclasie qui fut faite, et son interne, M. Lauhois, qui nous a remis l'observation détaillée du malade.

HISTORIQUE.

Les appareils ostéoclasiques sont connus depuis les temps les plus reculés, et ont tous été à peu près abandonnés successivement.

M. Nepveu, dans une revue critique parue en 1875 (p. 382) dans les Archives générales de médecine, rapporte les différents noms qui se rattachent à ces appareils. Il étudie d'une façon remarquable les diverses méthodes tendant à fracturer les os, et les ramène à deux principales : l'ostéoclasie manuelle et l'ostéoclasie mécanique. C'est cette dernière que nous avons surtout en vue. La première, en effet, étudiée et pratiquée par Delore, puis remise en honneur par Tillaux, n'est pas applicable à tout le monde ; chez l'adulte, le chirurgien le plus vigoureux est forcé d'avoir recours à un ostéoclaste s'il ne veut pas faire de plaie, ou à l'ostéotomie s'il se croit suffisamment protégé par le pansement de Lister.

« Hippocrate avait déjà préconisé l'ostéoclasie pour redresser les cals vicieux. Celse et Galien l'ont certainement employée, mais depuis lors on perd à peu près sa trace dans la science jusqu'au commencement du xixe siècle. Les tentatives de Delamothe et de Muys, vers 1690, sont restées isolées (1). »

(1) Nepveu. Loc. cit.

Les appareils employés forment déjà une longue liste et nous ne pouvons mieux faire que de rapporter ici la description succincte qu'en donne M. Nepveu.

Purmann employait une machine à vis; Bosch une presse analogue à celle des relieurs, qu'il désignait sous le nom de dysmorphostéo-palinclaste. Blasius essaya de vulgariser l'appareil d'Œsterlen, qu'il avait légèrement modifié. Maisonneuve (1844) inventa aussi un appareil très puissant qu'il appela le diaclaste. L'éminent chirurgien poursuivait alors ses ingénieuses recherches sur l'intoxication chirurgicale. Pour restreindre les surfaces d'absorption, il n'employait plus ni la scie, ni le couteau, il faisait la section des parties molles par la ligature extemporanée, et celle des os, par son diaclaste.

Rizzoli, en 1845, inventa un nouvel ostéoclaste; cet instrument, adopté par Bruns, est représenté par une tige de fer très forte et droite. Aux deux extrémités sont des anneaux très solides, dans lesquels on passe le membre, et à son milieu se meut une vis à pression très puisante.

L'appareil d'Esmarch consiste en une petite table sur laquelle se trouve une petite tige droite; sur cette tige et articulé avec elle, se meut un levier puissant au-dessous duquel on engage l'os à briser.

L'appareil de Wolkmann n'est pas autre chose qu'un simple anneau, très fort et très solide, qui porte une tige; le tout ressemble à la partie que forme le squelette d'une raquette.

Enfin, la méthode des tractions ne peut pas être

davantage localisée au point que l'on veut briser (1).
M. Nepveu cite alors les noms étranges des instru-
ments autrefois en usage : « le scamnum d'Hippocrate, le tripastum d'Appelle, le glossocomium, le
plinthium de Niléus, l'organon de Faber, les
moufles, l'appareil de Heine, de Schneider-Mennel,
etc.; à toutes ces machines, M. Nepveu fait le reproche de léser les parties molles en exerçant une
pression considérable en un point peu étendu des
téguments, et en déterminant, par suite, « des
« extravasations, des sugillations, et parfois, très
« rarement il est vrai, des eschares peu étendues. »

L'appareil de Rizzoli restait le plus employé,
lorsqu'en 1879, M. Terrillon présente à la Société
de chirurgie un appareil, construit par M. Collin,
pour redresser le genu valgum. C'est le premier
appareil qui ait été construit dans ce but; et c'est
lui qui, peu à peu modifié, est devenu celui dont
nous présentons les effets et que nous décrivons
plus loin.

En 1882, M. Robin (de Lyon) fait paraître, dans
le *Lyon médical*, la description de son second appareil destiné à fracturer les os. Ce nouvel ostéoclaste
agit par un levier puissant, de sorte que « le chirurgien le moins vigoureux est armé d'une force
suffisante pour tous les cas, et comme dans la machine le levier n'est que le prolongement de l'os
en quelque sorte, on a l'avantage de graduer sa

_____

(1) Nepveu. Loc. cit.

force, d'en apprécier, d'en limiter l'effort (1). » Suivant M. Robin, la fracture qu'il produit est obtenue sans plaie, sans agir sur l'articulation, est toujours sous-périostée, et siège à deux ou trois travers de doigt au-dessus du genou, dans l'épaisseur de l'os et non dans le cartilage épiphysaire. Elle est complète ou incomplète à volonté, toujours en rave, transversale, et n'amène aucune lésion des parties molles. C'est le premier appareil qui établit le principe consistant à remplacer l'entorse que tendaient à produire les anciens appareils, par la fracture faite en agissant directement et exclusivement sur le fémur. C'est sur ce même principe qu'est basé le nouvel appareil Collin. Avec l'appareil Robin il n'y a jamais d'esquilles, dit son inventeur, dans le jeune âge et dans l'adolescence; mais à un âge avancé *le périoste se rompt à la partie postérieure*, et il y *a quelquefois des esquilles en avant*. Il est composé d'une planche, de deux colliers d'acier, d'un levier et d'un collier de cuir. La cuisse est placée au-dessous des deux colliers d'acier, à plat sur la planche, puis étant ainsi plus ou moins fixée suivant les cas, on place le collier de cuir au niveau de la saillie postérieure des deux condyles fémoraux. Ce collier de cuir est rattaché au bras de levier que le chirurgien devra soulever pour produire la fracture. Celle-ci se fera au niveau du collier d'acier qui forme le point d'appui, tandis que le collier de cuir forme la puissance, et le fémur la résistance.

(1) Robin. Lyon médical nᵒˢ 13 et 14, mars, avril 1882, p. 487.

S'il y avait indication, dit M. Robin, à produire
une fracture oblique, il faut très peu serrer le
membre, et la fracture se produit entre les deux
colliers, dans le sens oblique, de haut en bas et
d'arrière en avant.

Il nous est bien difficile d'apprécier cet appareil :
d'après les observations actuellement très nombreuses, il semble avoir donné d'excellents résultats. Néanmoins, malgré l'absence d'accidents,
il nous sera permis de lui reprocher une chose qui,
suivant nous, théoriquement peut-être, doit avoir
quelques inconvénients : la pression se fait tout
entière à la partie moyenne du creux poplité ; or à
ce niveau passent l'artère, la veine et le nerf poplités, organes qui pourraient se trouver lésés dans
les efforts nécessaires à la production de la fracture. Ces organes sont situés profondément, mais
il suffit de savoir quelle puissance on développe en
brisant un fémur d'adulte, pour comprendre que la
pression se fait sentir jusque dans les parties pro-
fondes. Enfin l'artère poplitée est quelquefois par
elle-même altérée, et il faut, nous semble-t-il, tenir grand compte ici de sa présence. De plus,
M. Robin dit que le chirugien ayant en main le levier moteur peut *graduer, apprécier, limiter l'effort*.
Nous croyons cependant, que lorsqu'il faut déployer une énergie aussi considérable que celle nécessaire à fracturer un fémur, il est bien difficile
de limiter son effort, et qu'il a dû certainement se
présenter des cas où, la fracture produite, le chirurgien entraîné malgré lui, a continué le mouve-

ment, et outrepassé la limite qu'il s'était assignée. Du reste, il est démontré actuellement, surtout par les résultats des tractions sur le membre supérieur pour la réduction d'une luxation de l'épaule, que la traction au moyen des moufles est beaucoup plus régulière, beaucoup plus maniable que celle faite par les bras des aides. C'est probablement à l'excès de mouvement dont nous parlions plus haut, qu'il faut attribuer la déchirure du périoste en arrière du fémur que signale M. Robin après l'application de son appareil.

DESCRIPTION DE L'APPAREIL COLLIN.

Le premier appareil qui fut fait par M. Collin agissait latéralement de dedans en dehors, de plus il agissait par l'intermédiaire de l'articulation et se servait de la jambe comme bras de levier. En somme, il était une machine très puissante substituée aux mains du chirurgien faisant l'ostéoclasie manuelle d'après la méthode de Delore et Tillaux.

Les expériences qui furent faites par Peyrot (1), et sur lesquelles M. Farabeuf fit un rapport présenté à la Société de chirurgie, et celles de Ménard, publiées dans la Revue de chirurgie, semblaient avoir démontré que, sur le cadavre, les lésions étaient très légères, et que jamais les ligaments articulaires n'étaient élongés ni tiraillés. Suivant M. Terrillon (2), qui fut l'un des premiers à se servir de cet appareil et aida de ses conseils à ses modifications, il présenterait les avantages suivants : 1° on agit avec précision sur un point déterminé, puisque l'appareil par sa partie mobile peut être appliqué exactement sur la face interne du genou ; 2° la force déployée peut être graduée à volonté, et on peut suivre les progrès du redressement à mesure

(1) Peyrot. Bull. soc. chir., 1879. Nouvelle série, t. V, p. 966.
(2) Terrillon. Bull. soc chir., 1879. Nouvelle série, t. V, p. 970.

Regnard.

PLANCHE I.

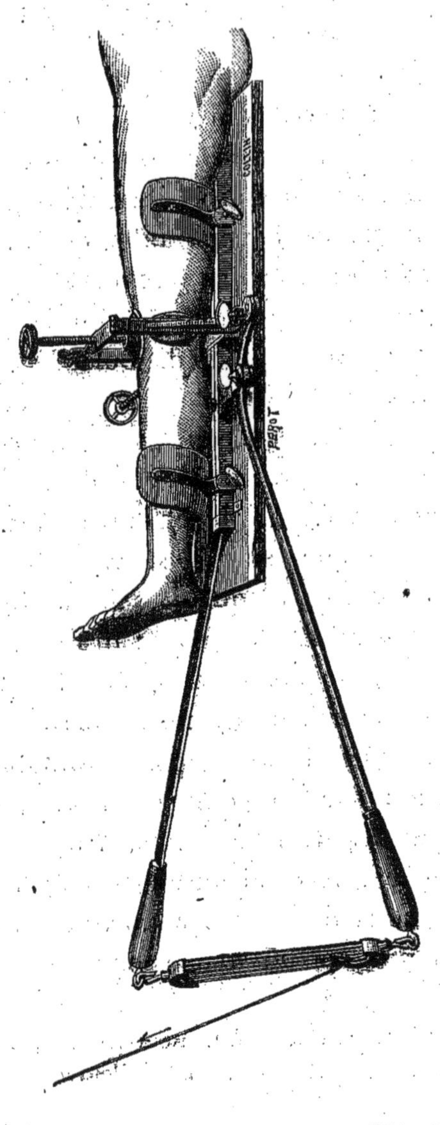

qu'il se produit; 3° de même qu'avec les mains, on peut agir par saccades, ainsi que le recommande Delore, afin de produire une ou deux fractures incomplètes du tibia ou du fémur ; ces saccades elles-mêmes peuvent dirigées plus facilement que quand elles sont produites par la main du chirurgien, qui est obligé de peser de tout son poids sur le membre ; 4° enfin, et c'est là l'avantage principal de cet appareil, il permet à un homme d'une force moyenne d'agir aussi et même plus vigoureusement qu'un homme d'une vigueur considérable. Il met donc à la portée de tous l'emploi de la méthode du redressement brusque qui présente des avantages réels sur les autres méthodes employées.

Nous ne pouvons mieux faire après cette citation, que de rapporter la description que donne M. Terrillon, dans la même communication, de l'ancien appareil Collin ; elle nous permettra de mettre en regard les modifications du nouvel appareil et d'en faire ressortir les avantages.

L'appareil se compose de trois pièces principales, à savoir : deux demi-gouttières s'appliquant l'une à la partie moyenne de la cuisse, l'autre au tiers inférieur de la jambe, et formant les deux extrémités d'un porte à faux dont la branche agissante est supportée par un levier.

Ces deux gouttières sont supportées par deux tiges de fer glissant à coulisse sur une branche d'acier, afin de pouvoir l'adapter à toutes les tailles.

Une partie mobile, mobilisée par une longue tige

faisant levier, attire le genou en dehors, pendant que les deux gouttières indiquées ci-dessus maintiennent le membre.

Pour empêcher la rotation de la jambe, on maintient la rotule au moyen d'une pelote concave qui peut s'abaisser à volonté entre deux montants.

Cet appareil a donné de bons résultats non seulement dans les expériences citées plus haut, mais encore dans les très nombreuses observations pour lesquelles il a été mis en usage. Il présentait cependant bien des inconvénients. M. le professeur Verneuil pria M. Collin de chercher un appareil agissant latéralement et au point exact qui devait être fracturé. Suivant lui, l'action de bas en haut comme dans l'appareil Robin, ou à distance comme dans celui de M. Collin, était un vice capital. Après des expériences faites avec M. Collin, M. Farabeuf, avec son obligeance habituelle et son désintéressement bien connu, prodigua ses conseils et ses enseignements. Il avait reconnu qu'un des défauts les plus graves de tous les ostéoclastes, et de celui de M. Collin en particulier, était le défaut de fixation de la cuisse et, par suite, la tendance à la rotation du membre au moment de la traction, qui rendait impossible l'action de l'appareil en un point fixe et déterminé d'avance, puisque l'os était insuffisamment immobilisé. C'est afin de remédier à ces divers inconvénients que M. Collin fit les modifications qu'on lui suggérait et fut amené à construire un appareil complètement nouveau que nous allons essayer de décrire.

Il se compose de trois parties distinctes (voy. pl. II) :

1° Le support ;
2° La vis compressive ;
3° Les bras de levier et la plaque de cuisse.

1° *Le support.* — Planche au milieu de laquelle est dressé une forte tige d'acier quadrilatère A B pouvant osciller d'avant en arrière, ce qui permet d'incliner plus ou moins l'appareil tout entier.

PLANCHE II.

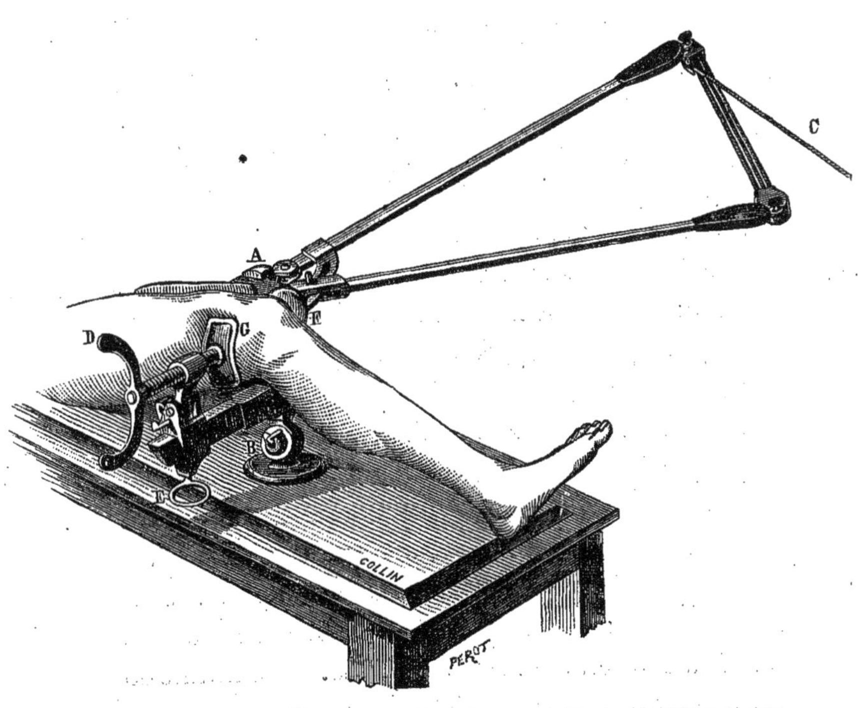

2° *La vis de compression*, D E G, glissant comme un curseur sur une forte barre en acier ajustée à angle droit sur la tige A B ; suivant qu'on veut fracturer le fémur de dehors en dedans ou de dedans en dehors, on place cette seconde partie de l'appareil en dedans ou en dehors du membre. A l'extrémité de la vis se trouve la plaque G, désignée dans toutes nos expériences, sous le nom de plaque de point d'appui ; un mécanisme de bascule, aussi simple qu'ingénieux, permet de la porter plus ou moins haut le long du fémur.

3° *Les bras de levier et la plaque de cuisse.* — La plaque de cuisse est une demi-gouttière fixe, destinée, avec la plaque G, à immobiliser le fémur. Elle est assez longue (35 centimetres environ) pour empêcher le membre de basculer sur le point G, lorsque la plaque F agira sur l'extrémité inférieure du fémur à l'effet de le fracturer.

Des deux bras de levier, un seul est mobile, c'est celui qui fait mouvoir la plaque F (plaque de puissance) et qu'on rapproche de l'autre à l'aide de moufles à trois gorges C.

Cette troisième partie de l'appareil, bras de levier et plaque de cuisse est, comme la vis compressive, simplement ajustée à frottement doux sur la tige A B ; de sorte qu'en la retournant, c'est-à-dire en faisant devenir inférieure sa face supérieure ou *vice versâ*, on agit à volonté de dehors en dedans ou de dedans en dehors de la cuisse. Il est inutile de faire remarquer que la vis compressive et les bras de levier doivent toujours se trouver de chaque côté opposé de la tige A. B.

La planche II, que nous devons à l'obligeance de M. Collin, fera mieux comprendre la disposition générale de l'appareil que toutes nos descriptions.

EXPÉRIENCES CADAVÉRIQUES.

Dans toutes les expériences que nous allons rapporter, notre ami Verchère, aide d'anatomie à la Faculté, a bien voulu nous prêter ses conseils et son assistance; ensemble nous avons pu nous rendre compte des résultats que nous obtenions, et les analyser avec tous les détails que nous donnons pour chacun.

Les expériences n'ont pas été aussi nombreuses que nous l'eussions désiré, mais les nécessités de l'enseignement laissaient très peu de cadavres à notre disposition, et ceux que nous avons pu nous procurer nous les devons à la bienveillance de M. Farabeuf, chez des travaux anatomiques à la Faculté, et à M. Ricard, prosecteur de l'amphithéâtre des hôpitaux. Nous avons cherché à multiplier les modes d'application de l'appareil, à changer les points de repère, et par suite à reconnaître quelle était l'action de l'appareil, dans quelque position qu'on l'appliquât. C'est ainsi que nous avons pu arriver à déterminer le point précis d'application et à formuler de véritables règles suivant qu'on veut donner tel ou tel siège à la fracture.

Dans d'autres expériences, nous avons cherché à calculer quelle était la résistance qu'opposait le fémur et quelle puissance en poids il faut déployer pour arriver au résultat si facilement obtenu par l'appareil Collin. Nous avons répété cette recherche sur l'adulte et l'enfant ; nous avons vu quelle force il fallait développer pour fracturer le squelette du membre inférieur par la méthode de Delore et de Tillaux.

Enfin, avec une impartialité absolue et un soin méticuleux, nous avons fait l'autopsie de chacun des genoux que nous avons fracturés et nous avons ainsi pu nous rendre compte, de visu, des troubles et des lésions que l'on pouvait faire subir dans certains cas à l'articulation, lorsque l'appareil n'était pas exactement appliqué. Une fois même, dans la première de nos expériences, nous avons vu un insuccès absolu et qui doit tout entier être rapporté à notre inexpérience et au mauvais emploi que nous avons fait de l'instrument. Peu à peu, en nous accoutumant à son application, il nous a été possible d'en reconnaître les règles et de les fixer ; en examinant les résultats de nos applications antérieures, nous avons pu faire la fracture au point que nous assignions d'avance, avec le minimum de lésions des parties voisines, nous pouvons même dire sans lésion des parties voisines.

Nous ne rapportons que les expériences qui forment le type sur lequel nous nous appuyons pour démontrer la valeur de l'appareil, les règles de son application, et *aussi les fautes que l'on peut commettre en l'appliquant mal*. Rapporter toutes celles que nous avons faites eût été de peu d'intérêt, nous eût entraîné trop loin et, par la répétition des mêmes faits, nous eût amené à des redites monotones et inutiles.

EXPÉRIENCE I.

Faite à l'École pratique.

Le cadavre est celui d'une femme de 35 ans, robuste ; il n'a pas subi la décomposition cadavérique. La peau est saine, souple, et glisse facilement sur les saillies osseuses. Graisse peu abondante.

Le membre inférieur gauche sur lequel nous opérons d'abord a servi à la médecine opératoire et la jambe gauche est amputée au lieu d'élection. Cette particularité nous donne beaucoup de difficulté à appliquer exactement l'appareil.

La plaque de cuisse est appliquée sur la face externe du membre ; le point d'appui est fixé en dedans, au niveau du tubercule du grand adducteur. La jambe, ou plutôt le moignon de la jambe, est difficile à maintenir, et, pendant qu'on serre la vis devant fixer latéralement la cuisse, le membre tourne peu à peu, tend à se mettre dans la flexion et se couche obliquement, présentant sa face externe en haut. Ce mouvement de torsion est très fréquent et il doit être un des soucis du chirurgien pendant ce premier temps de l'opération ; nous aurons à y revenir dans chacune de nos expériences, et nous le signalons ici, car il fut cause de lésions importantes que nous devons enregistrer.

La puissance se trouvait appliquée au niveau du

condyle lorsque fut commencée la traction. Celle-ci
fut faite progressivement ; mais la vis de pression
étant insuffisamment serrée, par conséquent, le
membre trop peu fixé, la plaque de puissance glissa
sur la peau et descendit au niveau de la tête du pé-
roné. Le membre se fléchit, mais la fracture ne se
fit point.

Deux nouvelles applications aussi pénibles et
aussi mal réussies ne donnèrent pas davantage de
résultats. Attribuant cet insuccès à la difficulté d'une
application convenable par suite de l'impossibilité
où l'on était de maintenir solidement le membre,
étant donnée l'absence de l'extrémité inférieure de
la jambe, nous fîmes l'autopsie du genou et nous
pûmes constater des désordres considérables.

La peau est décollée en dedans dans une étendue
de 10 centimètres, depuis le condyle interne jusqu'au tiers moyen de la cuisse ; en un point, elle
présente une solution de continuité par éclatement.
Le muscle vaste interne est mâché, broyé, par suite
de la pression et du glissement du membre, entre
la plaque de l'appareil et le fémur.

A la partie postéro-interne, la peau est décollée
de la même façon et le tendon du grand adducteur
semble isolé au milieu de la destruction du tissu
cellulaire ; il est libre ainsi dans une étendue de 3 à
4 centimètres.

Les vaisseaux poplités sont dans leurs rapports
normaux et nullement atteints. L'artère n'a pas
été comprimée, elle est saine.

L'articulation est absolument indemne. La synoviale n'est en aucun endroit ouverte. Les ligaments latéraux sont intacts ; malgré la tension qu'a supporté le ligament latéral externe, il ne présente aucune rupture. Les surfaces articulaires sont également intactes. Aucun arrachement osseux au niveau des insertions ligamenteuses. Pas de fracture

En résumé, mauvaise application de l'appareil sur un membre dont la jambe avait été amputée. Bien que de très fortes tractions aient été faites, aucun résultat satisfaisant et lésions considérables des parties molles.

Nous avons rapporté cette expérience avec détails pour montrer de quelle nécessité est une bonne application de l'appareil, et quels désordres dans les parties molles peut amener un mauvais mode opératoire.

EXPÉRIENCE II.

Faite à l'Ecole pratique.

Même sujet que précédemment.

L'appareil est appliqué de façon à produire la fracture, en faisant exécuter un mouvement d'adduction au membre inférieur, en agissant, en somme, de dehors en dedans.

La plaque de cuisse est appliquée à la face externe de celle-ci ; puis le point d'appui est fixé immédiatement *au-dessus du tubercule du grand adducteur*. Avant d'effectuer aucune traction, compression considérable des parties molles et fixation absolue du membre. Pendant que l'on serre la vis de fixation, un aide, par l'intermédiaire du pied, fait exécuter un fort mouvement de rotation en dedans de la jambe, pour lutter contre la tendance qu'a le membre à éprouver un mouvement de torsion en dehors.

Le membre une fois fixé bien solidement, le point d'appui de la puissance, c'est-à-dire la plaque, se mouvant avec l'une des branches de l'ostéoclaste, est appliquée *immédiatement au-dessous de la tubérosité du condyle externe*, par conséquent sur la petite surface de ce condyle, qui s'étend de l'interligne articulaire à cette tubérosité, sur la partie osseuse enfin sous-jacente au ligament latéral externe. Nous précisons avec soin ce point de repère ; nous verrons plus loin de quelle importance il est. Les deux poignées des bras de levier sont rapprochées progressivement, sans secousses. La jambe fait peu à peu un angle marqué avec la cuisse solidement immobilisée ; elle est maintenue dans l'extension, et on s'oppose, par la rotation forcée du pied en dedans, à la tendance qu'a le membre à se tourner du côté opposé.

Lorsque les poignées des bras de levier ne sont plus qu'à trente-cinq centimètres environ l'une de l'autre, on perçoit un craquement sec, violent, unique. La traction est immédiatement cessée, et le membre retiré de l'appareil est placé dans l'extension sur le plan de la table, de façon à laisser exactement les fragments dans leur position réciproque, et à respecter le périoste s'il a résisté.

La peau est intacte des deux côtés du genou ; on

voit l'impression des bords des deux plaques, mais aucune lésion ; il n'y a même pas décollement de l'épiderme. Au-dessous, le tissu cellulaire, l'aponé-vrose, sont sains. Le vaste interne n'est pas contus, il n'y a ni épanchement sanguin, ni décollement. Le creux poplité est normal ; au niveau de la frac-ture, le tissu musculaire n'est pas détaché du pé-rioste.

La bourse sous-tricipitale, *en arrière de laquelle siège la fracture*, est absolument saine ; comme à l'état normal, elle tapisse le périoste au-devant du trait de fracture, elle se réfléchit au-dessus de ce trait et, en aucun point, ne présente de déchirure.

Le périoste respecté dans toute son étendue, forme un véritable manchon au foyer de la fracture ; il n'est pas détaché de l'os et ne présente aucune solu-tion de continuité.

La fracture est oblique de haut en bas et de dedans en dehors ; elle siège exclusivement dans le tissu spongieux de l'extrémité inférieure du fémur. Elle part de 5 centimètres au-dessus du condyle interne et finit en dehors exactement au niveau de la tu-bérosité du condyle externe ; le niveau du trait de fracture est à 2 centimètres et demi ou 3 centi-mètres au plus du sommet de la gorge intercondy-lienne. (Fig. 1.)

Du sommet interne du trait de fracture, part une petite fissure qui descend obliquement, s'écartant du trait de fracture principal et venant se perdre au niveau du cartilage qui recouvre le condyle ex-terne. En saisissant avec un davier la partie osseuse située au-dessus de la fissure, on arrive en agissant avec une grande force à mobiliser la partie externe de la fracture.

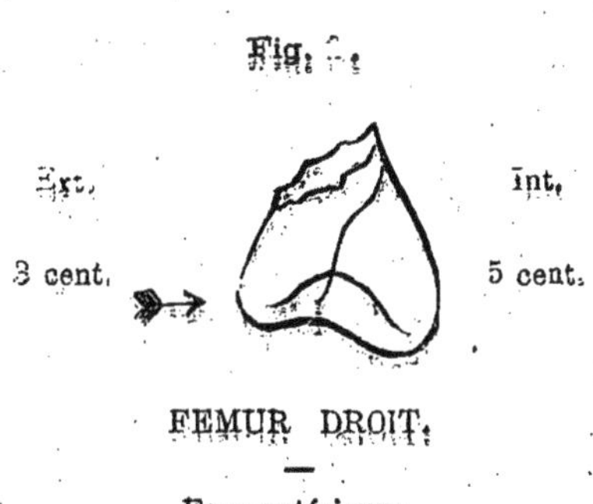

FEMUR DROIT.

Face antérieure.

Aucune autre fissure n'existe; la recherche en est faite après décollement du périoste, rugination de l'os et application avec un pinceau d'encre sur l'os lui-même.

En se reportant à l'empreinte laissée par l'appareil sur la peau, on peut constater que la puissance était exactement appliquée au-dessous de la tubérosité externe et qu'elle n'avait d'action que sur une étendue de 2 centimètres du condyle externe.

EXPÉRIENCE III.

Faite à l'École pratique.

Sujet très vigoureux, homme de 55 ans, de grande taille. Les os semblent très volumineux. Décomposition peu avancée. *Fémur droit.* L'appareil est appliqué, la grande plaque de cuisse prenant la face externe du membre. La petite plaque de la résistance est appliquée exactement au-dessus du condyle interne. Le membre est comprimé avec les mains, mais étant donné le volume considérable des parties molles, on est obligé de se servir de presque toute la longueur de la vis de compression. (Voy. pl. II.)

Malgré ces quelques difficultés d'application, le membre est solidement maintenu par l'appareil. Pendant la traction, le pied est porté par un aide dans la rotation en dedans. On note encore, en effet, la tendance à la rotation en dehors de tout le membre.

La plaque de la puissance a été *appliquée au niveau de la tubérosité du condyle externe, et agit sur tout le condyle.*

Traction progressive, sans secousses. Les deux poignées des bras de levier sont encore distantes de 45 centimètres, c'est-à-dire que la traction est relativement peu forte, lorsqu'on entend un craquement sec, unique, caractéristique.

La traction est de suite relâchée et le membre posé à plat sur la table.

A l'autopsie, on trouve une intégrité absolue de la peau et du tissu cellulaire. L'empreinte de l'instrument est à peine indiquée sur la peau, ce qui est en rapport avec le faible degré de traction qu'il a fallu faire pour produire la fracture.

Le vaste interne n'est nullement contus; aucune lésion de ses fibres musculaires, pas d'épanchement sanguin. Aucun désordre dans le creux poplité; les vaisseaux sont loin des points d'appui, aucunement blessés, très athéromateux.

Le cul-de-sac sous-tricipital de la synoviale articulaire est indemne; il recouvre, par sa partie
supérieure seulement, le trait de fracture.

La périoste forme un manchon complet autour
de la fracture, et ne présente en aucun point de
solution de continuité. Il n'est pas décollé.

La fracture siège sur la diaphyse; elle est oblique
de haut en bas et de dedans en dehors, présentant
la forme d'un V à sommet inférieur pour la partie
postérieure du fragment supérieur, et à sommet
supérieur et interne pour le fragment inférieur. Le
point le plus inférieur du trait de fracture est en
dehors à 4 centimètres du condyle, et le point le

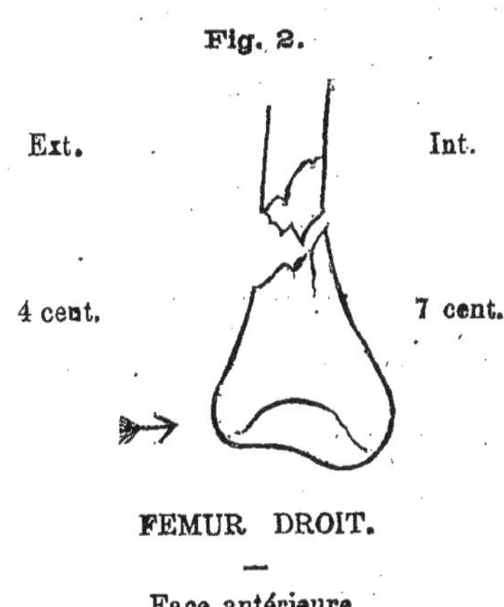

FEMUR DROIT.

Face antérieure.

plus élevé est en dedans à 7 centimètres de hauteur.
Il existe une fissure de 2 centimètres et demi environ à la face antérieure du fragment inférieur,
mais pas la moindre esquille. Les bords de la so-
ution de continuité de l'os sont réguliers et nulle-

ment dentelés, et présentent d'une façon générale
la forme elliptique. (Fig. 2.) Le tissu spongieux de
l'os est gras, d'une couleur jaunâtre, et d'une fria-
bilité en rapport avec l'âge du sujet et expliquant
la facilité de la fracture.

L'articulation examinée complètement est normale : pas de lésions de la synoviale ; les ligaments
ne présentent aucune rupture ; les insertions osseuses sont intactes.

Dans cette expérience, la fracture siège un peu
haut, mais il est facile de se rendre compte de la
cause de cet inconvénient. Le membre était très
volumineux, et la puissance était appliquée *au
niveau de la tubérosité du condyle externe et non au-
dessous de cette tubérosité ;* enfin, autre enseignement
que nous pouvons en tirer, il a fallu un très faible
degré de traction, en rapport avec l'âge du sujet.

EXPÉRIENCE IV.

Faite à l'Ecole pratique.

Même sujet que pour l'expérience III. Fémur
gauche. L'appareil est placé, la plaque de cuisse
en dehors, correspondant à la face externe du fémur. La plaque compressive G (point d'appui) est
très écartée par les parties molles, qui sont d'un volume énorme ; aussi, pour obtenir une fixation
complète du membre, on est obligé de faire agir
une très grande longueur de vis. Cette plaque est
appliquée *au niveau de la tubérosité du condyle externe.*

Les tractions sont faites progressivement et sont ainsi prolongées jusqu'à ce que les poignées des branches de levier soient rapprochées de 30 centimètres. A ce moment, les deux vis servant à fixer au bras de levier la plaque compressive se brisent, et celle-ci tend à glisser de bas en haut; par suite de cette déviation, la vis de pression présentant une grande longueur, ainsi que nous l'avons dit, se fausse légèrement. On cesse toute traction, et la cuisse est retirée de l'appareil. Il n'y a pas de fracture, mais l'appareil est hors d'usage. Pas de lésion grave des parties molles du membre; contusion seulement du vaste interne.

De cette dernière expérience on peut tirer cet enseignement, c'est que lorsqu'on opère sur un sujet fortement musclé, il faut avoir soin de mettre la plaque G (Pl. II) aussi près que possible de l'os, et ne faire agir la vis de pression D que lorsqu'on ne peut plus serrer le membre avec le curseur qui porte cette vis et qui est alors maintenu fixé par l'écrou E. On évite ainsi de donner une trop grande longueur à la vis de pression qui doit lutter contre une force considérable. Enfin, cette vis doit être très résistante. Cette nécessité, M. Collin la comprit tout de suite, et modifia son appareil. Nous n'aurons donc plus à nous préoccuper de cet accident dans les expériences suivantes qui ont été faites avec l'appareil perfectionné. (Pl. II.) Dans celui-ci, la vis de pression est doublée de volume; le pas de vis est rectangulaire; de plus, M. Collin ajoute à cette époque une sorte de mortaise mobile, permettant, par un mouvement d'oscillation, d'avancer ou de reculer la plaque servant de point d'appui et qui se trouve fixée à l'extrémité de la vis de pression D. Aussi noterons-nous maintenant et ferons-nous rentrer comme nouvel élément dont les résultats seront à contrôler, la position de la plaque G, par rapport à la plaque de puissance F. (Pl. II.)

Expérience V.

Faite à l'amphithéâtre des hôpitaux.

Sujet vigoureux ; homme de 58 ans.

L'appareil est appliqué à la jambe gauche. La plaque de cuisse est placée, dans cette expérience, en dedans du membre, le long de la face interne de la cuisse ; la plaque de point d'appui, compressive, est située en dehors et est immédiatement en rapport avec la surface qui se trouve au-dessus de la tubérosité du condyle externe. De sorte que l'on tend à fracturer le fémur de dedans en dehors, et non plus de dehors en dedans, comme dans les cas précédents. Nous voulons voir ainsi le trait de fracture que nous obtiendrons, et si sa direction sera la même que celle produite en appliquant l'appareil du côté opposé. En un mot, si la direction du trait de fracture tient à l'appareil et à son mode d'action, ou s'il tient à la nature même du tissu osseux à ce niveau.

La plaque de puissance est *appliquée exactement au niveau de la tubérosité du condyle interne,* c'est-à-dire immédiatement au-dessous du tubercule du grand adducteur. La jambe est laissée dans la demi-flexion, le talon appuyé sur la table.

La vis de pression est facilement serrée et maintient bien la cuisse. Elle est placée de telle sorte que la plaque d'appui est aussi loin que possible de la plaque de puissance, c'est-à-dire aussi haut que le permet l'appareil.

Les tractions sont faites lentement et progressivement. Lorsque les bras de levier ont parcouru un tiers de leur course, on entend un craquement sec, unique. Malgré la maigreur du sujet, on perçoit difficilement la mobilité anormale ; pas de crépitation. Néanmoins, en explorant avec soin, on reconnaît l'existence de la fracture.

La peau est légèrement éclatée en un point, mais ce fait ne doit pas être imputé à l'instrument ; à ce niveau existait une plaque parcheminée, dure, desséchée, et si la peau eût été souple, l'éclatement ne se fût certes pas produit. En tout autre point, la peau est saine et à peine contuse.

Le muscle triceps est absolument intact, et ne présente nulle trace de contusion.

Le périoste forme un manchon complet autour du fémur, et n'est rompu en aucun point, malgré les explorations faites pour diagnostiquer la fracture avant l'autopsie.

Le cul-de-sac synovial sous-tricipital est normal ; il remonte au devant de la fracture, et n'est pas ouvert.

L'os est gras, l'âge du sujet en est la cause.

Le trait de fracture est oblique de haut en bas et de dehors en dedans, contrairement à ce que nous avons vu dans les expériences précédentes. C'est donc l'appareil qui détermine la direction du trait de fracture, et selon qu'il sera utile d'obtenir telle ou telle fracture il faudra appliquer l'appareil de telle ou telle façon. Le trait de fracture a la forme d'un V ouvert en bas pour le fragment supérieur, tandis que la pointe du V du fragment inférieur regarde en haut, et est située sur le prolongement du bord externe du fémur. La fracture est régulière pourtant vers la partie moyenne, mais en haut existe une petite esquille à peu près quadrilatère, et séparée comme un éclat, que l'on pourrait comparer à l'os unguis. Elle est appliquée au devant du fragment supérieur, comme l'unguis l'est sur la branche montante du maxillaire supérieur. D'un des angles supérieurs du fragment isolé, part une fissure se prolongeant de 1 cent. 1/2 sur le corps de l'os ; tout le reste de l'os est normal.

Le trait de fracture remonte en dehors à 7 cent. au-dessus de l'articulation, et en dedans commence à 1 cent. au-dessus de la tubérosité interne ; sa partie moyenne est distante de 1 cent. 1/2 du cartilage articulaire. (Fig. 3.)

L'articulation est absolument intacte ; les ligaments ne présentent aucune trace d'arrachement.

Afin de nous rendre compte de l'écartement que subissent les fragments dans un redressement de genu valgum, nous mettons la jambe dans une adduction forcée. Le pied est porté à 22 cent. en dedans de sa position normale, c'est-à-dire que nous supposons un genu valgum avec déviation considérable. L'écart des fragments à la partie externe du trait de fracture n'est que de 2 millimètres. Malgré cette traction, le périoste résiste ; il est tendu, mais ne menace nullement de se rompre.

De cette expérience, nous tirons les conclusions suivantes.

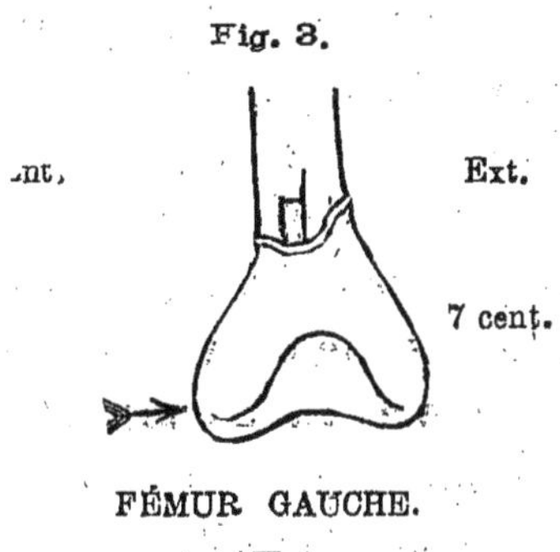

FÉMUR GAUCHE.

—

Face antérieure.

La direction du trait de fracture dépend de la façon dont on applique l'appareil, et son siège du point où il est appliqué. Enfin on peut effectuer le redressement d'un genu valgum de 22 cent. sans crainte de rompre le périoste, et en ne faisant subir aux deux fragments qu'un écartement partiel de 2 millimètres.

EXPÉRIENCE VI.

Faite à l'amphithéâtre des hôpitaux.

Sujet de moyenne taille. Homme de 34 ans. La peau est amincie, et présente des phlyctènes en certains points; l'épiderme par le frottement se détache en grandes lames. Commencement de putréfaction.

L'appareil est appliqué à la cuisse gauche, la plaque de cuisse à la face externe.

Nous rappelant une de nos observations (obs. II) et la situation qu'occupaient sur le malade le point d'appui et la plaque de puissance, nous nous appliquons à reproduire la fracture et à répéter l'opération qui a été faite. La plaque de point d'appui est appliquée exactement au-dessus du condyle interne, de sorte qu'au-dessous d'elle on sent à 1 cent. 1/2 environ la saillie formée par la tubérosité du condyle. La bascule est au même trou que dans l'expérience précédente. La plaque de puissance est appliquée sur le condyle externe, c'est-à-dire qu'il appuie sur la tubérosité même de ce condyle. La jambe est dans la demi-flexion, et en aucun point il n'est exercé de tiraillements sur l'articulation. Malgré cela une tendance à la rotation en dehors se fait sentir dès que l'on commence les tractions; pour maintenir la rectitude, le pied est fortement placé dans la rotation en dedans et maintenu ainsi pendant tout le temps de l'expérience.

Tractions progressives et sans secousses. Les deux poignées sont rapprochées à 45 cent. A ce moment, craquement formidable, sec, rapide, unique. On cesse la traction immédiatement. La mobilité anormale est considérable, et la crépitation est facilement perçue.

La peau est intacte; les plaques ont par leurs

bords dessiné une légère empreinte, mais aucune éraillure de la peau ne peut être reconnue.

Le muscle triceps est absolument sain, pas d'écrasement de ses fibres musculaires, pas de décollement du muscle sur le périoste. Celui-ci est intact, et entoure complètement l'os auquel il adhère intimement. Rien dans le creux poplité. L'articulation est saine dans toutes ses parties. La fracture siège derrière la partie supérieure du cul-de-sac sous-tri-

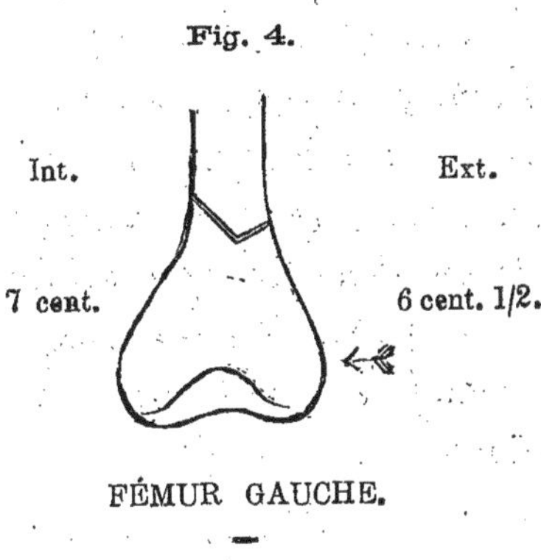

FÉMUR GAUCHE.

Face antérieure.

cipital qui est indemne. Elle s'est produite à 6 cent. 1/2 au-dessus du condyle externe, et à 7 cent. au-dessus du condyle interne. Légère obliquité en rapport avec le mode d'application de l'appareil, mais à peine sensible. Fracture diaphysaire, en rave, avec quelques petites dentelures en un ou deux points. Il est impossible de trouver trace de fissure. (Fig. 4.)

En essayant de faire faire à la jambe un angle sur la cuisse, comme si l'on redressait un genu valgum, un des côtés de la fracture montre un écartement de 3 millimètres entre les deux fragments ; le périoste résiste.

En résumé, nous avons pu reproduire, dans cette expérience, la fracture qui avait été diagnostiquée dans l'observation II ; et nous avons pu voir ainsi combien il fallait peu déplacer les points d'application des plaques de puissance et de résistance, pour élever le trait de fracture de 3 à 4 cent., pour faire une fracture diaphysaire et non plus une fracture épiphysaire.

Enfin, si l'on examine la déviation que subit le fémur, ainsi fracturé lorsque l'on place la jambe dans l'adduction, on peut constater que l'on corrige la déformation primitive en produisant un cal vicieux de la diaphyse fémorale, et que d'un membre inférieur en V couché, on fait un membre inférieur en baïonnette.

Expérience VII.

Faite à l'amphithéâtre des hôpitaux.

Sujet de petite taille, peu musclé sans être maigre. Femme de 35 ans. Jambe gauche.

L'appareil est placé de façon à agir le plus bas possible sur l'extrémité inférieure du fémur. La plaque de cuisse est appliquée en dedans à la face interne de la cuisse.

La plaque de compression, point d'appui, est placée exactement au-dessus du condyle externe, son bord inférieur tangent à la partie supérieure du condyle. La bascule supportant la vis de pression est au trou n° 2, de telle sorte qu'en plaçant le point de résistance au-dessus du condyle, le point d'application de la puissance puisse être placé très bas sur le condyle du côté opposé. Celui-ci siège précisément *au-dessous de la tubérosité du condyle interne*, et agit sur ce condyle dans une étendue de 1 cent. 1/2 au plus.

La cuisse est bien fixée, et solidement maintenue par les plaques au moment où on commence la traction, et se moule exactement par sa convexité externe et interne sur la concavité correspondante des deux plaques qui l'immobilisent.

Les poignées sont arrivées à 35 cent. l'une de l'autre, lorsqu'on entend un craquement sourd beaucoup moins bruyant que dans d'autres expériences, au point que nous hésitons à nous prononcer sur la production de la fracture. La traction est cessée pour constater l'état du fémur. La mobilité anormale est peu marquée, mais on peut, en imprimant quelques mouvements de latéralité, percevoir une crépitation fine, caractéristique.

La peau est intacte; sur sa partie externe, où elle avait été incisée préalablement pour une démonstration opératoire, on trouve un léger décollement, et aussi au même niveau une légère desquamation épithéliale par glissement.

L'articulation est indemne. Rien du côté des ligaments ni du côté de la synoviale. Le cul-de-sac soustricipital remonte, intact, au-devant du trait de fracture.

Le périoste, respecté dans toute son étendue, forme un manchon complet au fémur ; il n'est décollé en aucun point.

Le trait de fracture est sensiblement horizontal ; il descend cependant un peu plus bas en avant qu'en arrière ; il siège exclusivement dans le tissu spongieux. Les bords en sont assez régulièrement dentelés, et parfaitement en contact les uns avec les autres. Tout déplacement latéral d'un fragment est à peine sensible ; peut-être, *après avoir sectionné le périoste*, pourrait-on faire chevaucher les fragments l'un sur l'autre. C'est après avoir ainsi opéré que nous avons fait basculer le fragment supérieur, et dessiné la fracture. (Fig. 5.)

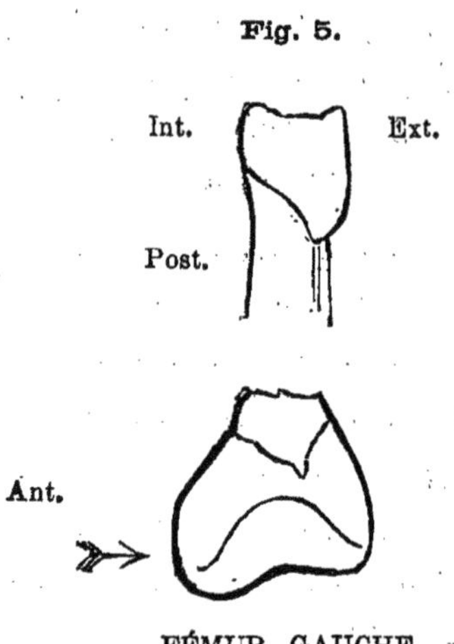

FÉMUR GAUCHE.

Le cartilage distant tout au plus de 1 cent. du point le plus déclive de la fracture est absolument intact ; et en aucun point, après rugination de l'os et imprégnation d'encre au pinceau, on ne peut trouver trace de fissure.

C'est ce trait de fracture que l'on doit chercher à obtenir. Il est placé excessivement près de l'articulation laissée intacte ; le périoste est respecté, la fracture épiphysaire, toutes les parties molles sont indemnes, et les fragments facilement maintenus en contact.

Comment l'avons-nous obtenue ? En mettant le point d'appui de la résistance au-dessus du condyle, en ayant soin de fixer la bascule de l'appareil au trou n° 2, enfin, et c'est là le point le plus important suivant nous, en appliquant la puissance le plus bas possible, sur un point qu'il est facile de déterminer et que l'on pourra toujours trouver sur le vivant, AU-DESSOUS *de la tubérosité du condyle.*

EXPÉRIENCE VIII.

Faite à l'amphithéâtre des hôpitaux.

Sujet vigoureux, homme de 38 ans. Jambe droite. La peau est sèche et parcheminée en certains points, une déchirure est probable. L'appareil est appliqué de la façon suivante :

La plaque de cuisse sur la face interne de la cuisse descend jusqu'au niveau du tubercule du troisième adducteur. La plaque compressive, point d'appui, est en dehors, exactement au-dessus du condyle externe. Le membre bien musclé, demandant quelques précautions pour être bien fixé, est solidement immobilisé, pendant que l'on maintient le pied dans la rotation en dehors, pour lutter contre la tendance à la rotation en dedans.

La plaque de la puissance est appliqué sur la tubérosité du condyle interne ; nous nous attendons à une fracture élevée.

Les tractions sont faites doucement, sans secousses. A un moment donné, un craquement sourd, peu intense se fait entendre, les poignées des leviers étant distantes de 40 centimètres. La jambe fait sur la cuisse un angle assez considérable. Nous croyons, sans toutefois l'affirmer, que la fracture vient de se produire, et nous cessons la traction. Le membre, retiré de l'appareil, on peut constater l'intégrité absolue du fémur ; absence de mobilité, de crépitation, en somme pas de fracture. Ce craquement, duquel il faut se méfier, est parfois dû aux pièces de l'appareil, aux chocs du support sur la table, et peut induire en erreur. Il vaut mieux recommencer l'opération que de risquer, par un développement de puissance trop considérable de léser et déchirer le périoste.

L'appareil est réappliqué exactement dans les mêmes conditions que précédemment et les tractions sont reprises.

Un craquement se fait entendre avec le bruit caractéristique, nous oserions presque dire effrayant, de l'ostéoclasie. Aucun bruit ne peut donner idée de ce claquement *sui generis*.

A l'autopsie : pas de lésions des parties molles ; la peau, même aux endroits parcheminés, n'est pas éclatée ; le triceps est sain, sans déchirure, sans épanchement sanguin. Pas de décollement du tissu cellulaire, ni du muscle au niveau du périoste. Ce dernier est intact.

Rien à signaler du côté de l'articulation ; les ligaments n'ont éprouvé aucun tiraillement ; la synoviale est intacte, et le cul-de-sac sous-tricipital ne présente aucune lésion.

Fig. 6.

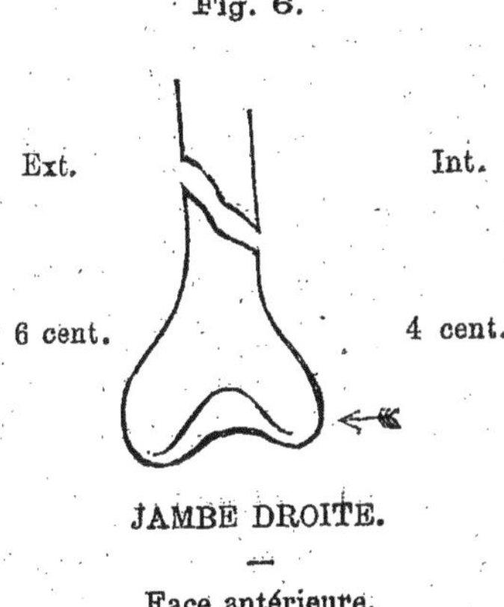

JAMBE DROITE.

Face antérieure.

La fracture siège en dehors à 6 cent. au-dessus du condyle, et en dedans à 4 centimètres. Obliquité marquée. Régularité des extrémités fracturées. Aucune trace de fissure. Fracture diaphysaire en dehors, empiétant un peu en dedans sur le tissu spongieux de l'épiphyse (fig. VI).

Expérience IX.

Faite à l'amphithéâtre des hôpitaux.

Sujet vigoureux. Homme de 35 ans, fort et grand.

Pour nous rendre compte de la résistance qu'offre le fémur d'un adulte bien conformé, et de la force qu'il faut employer pour produire une fracture du fémur telle qu'on prétend l'obtenir avec le procédé de Tillaux, nous avons opéré de la manière suivante :

Le sujet est placé sur le côté et solidement maintenu au moyen de cordes nombreuses et très résistantes, la face latérale externe du genou droit étant appuyée bien exactement sur le bord de la table. Une corde est passée au niveau des malléoles, et à cette corde sont progressivement suspendus des poids pendant que les mains des aides maintiennent rigoureusement l'extension du membre.

On suspend successivement 90 kilogrammes sans que le membre manifeste d'autres troubles qu'une incurvation exagérée, un angle très prononcé de la jambe sur la cuisse, mais il ne se fait entendre le moindre craquement, et tout nous porte à croire qu'il n'y a pas de fracture. Pour nous en assurer, les poids sont détachés, et l'extrémité inférieure du fémur examinée; ni mobilité anormale, ni crépitation; il n'y a certainement pas de fracture. Le genou est beaucoup plus mobile qu'à l'état normal, et on peut lui faire exécuter des mouvements de latéralité très nets.

L expérience est reprise, le sujet étant replacé dans la même situation et fixé à nouveau. Un poids de 90 kilogrammes est encore suspendu au niveau des malléoles, c'est-à-dire en un point où la jambe tout entière sert de bras de levier, et la fracture ne se fait toujours pas. Une légère secousse est alors imprimée aux poids, de la façon suivante : on soulève les poids autant qu'on peut le faire avec une main, et on les lâche subitement en donnant ainsi une impulsion à toute la masse. Un craquement peu intense se produit et la jambe se fléchit immédiatement à angle droit sur la cuisse.

A l'autopsie, on trouve le fémur intact, sauf en un point, au niveau de l'insertion du ligament latéral interne. Celui-ci a complètement arraché son insertion osseuse, et à son extrémité supérieure se trouve adhérente une plaque osseuse peu épaisse et de la dimension d'une pièce de cinq francs.

De ce fait, nous concluons que dans certains cas, chez l'adulte, on peut, lorsqu'on tente de fracturer l'extrémité inférieure du fémur en se servant de la jambe comme levier, arracher l'insertion osseuse du ligament latéral interne du genou, et voir survenir des accidents articulaires graves si l'on maintient la jambe dans une position oblique.

EXPÉRIENCE X.

Faite à l'amphithéâtre des hôpitaux.

Enfant de 12 ans. Jambe droite.

La cuisse étant posée sur la table, de telle sorte

que l'extrémité inférieure du fémur ait sa face interne en rapport avec le bord tranchant de la table, nous saisissons à pleines mains la jambe au niveau des malléoles, et, agissant de toute notre vigueur, nous faisons décrire au pied un arc de cercle tel que la jambe se trouve presque former un angle droit avec la cuisse. A ce moment, nous entendons un craquement, ou plutôt une sorte de crépitation peu nette; la jambe présente une mobilité anormale peu sensible et nous fait l'effet de se ployer comme une baguette de bois vert.

A l'autopsie nous trouvons un décollement complet du cartilage épiphysaire du plateau tibial. Rien du côté du fémur.

Peut-être avons nous mal procédé dans cette expérience ; elle prouve cependant qu'on s'expose, en agissant comme nous l'avons fait, à voir survenir une lésion toute autre que celle que l'on se proposait de produire.

Expérience XI.

Faite à l'amphithéâtre des hôpitaux.

Même sujet que pour l'expérience X. Jambe gauche.

Nous opérons sur cette jambe de la même manière que dans l'expérience précédente.

A l'autopsie, nous trouvons cependant un autre résultat; le tibia est intact, et c'est le fémur qui a cédé. L'articulation est saine ; la fracture siège au niveau de l'union de sa diaphyse avec l'épiphyse ;

en un mot, c'est la même que nous avons obtenue
avec l'appareil dans l'expérience VII.

OBSERVATIONS

OSERVATION I (inédite). — Le nommé Trouvé, Alphonse,
âgé de 19 ans, garçon de café, entre à l'hôpital de la Pitié le
13 janvier 1883, salle Michon, lit n° 22, dans le service de M. le
professeur Verneuil.

Dans les antédents de l'enfance on ne trouve aucun symptôme
de scrofule, ni gourmes, ni croûtes dans les cheveux, ni abcès
ganglionnaires. A l'âge de 13 ans, il eut une lésion osseuse de
l'avant-bras droit. Quelques douleurs peu intenses précédèrent
l'apparition de deux abcès peu volumineux. Ceux-ci s'ouvrirent
spontanément et persistèrent longtemps à l'état de fistules, qui
donnèrent issue à quelques petits séquestres, puis peu à peu se
cicatrisèrent. Elles furent traitées dans le même service où le
malade revient aujourd'hui.

Actuellement, il existe sur l'avant-bras deux cicatrices adhé-
rentes à l'os qui est légèrement augmenté de volume. Néanmoins les mouvements de pronation et de supination sont fa-
ciles, et aucune gêne, aucune douleur n'ont été ressenties
depuis la guérison des fistules.

Il y a deux ans, le malade s'aperçut de la déviation en dedans
de son genou gauche. Il avait 17 ans à ce moment. Exerçant le
métier de garçon de café, il est forcé de se tenir debout toute la
journée, allant et venant entre les tables. La déviation se fit
sans qu'il ressentit la moindre douleur et qu'il y eut des troubles articulaires ; elle s'accentua de jour en jour, et, dans ces
derniers temps, le genou droit se dévia aussi légèrement.

Le membre inférieur gauche est aujourd'hui considérable-
ment déformé ; la marche est très gênée ; le genou gauche cogne
le droit et force le malade à boiter. Malgré les pantalons très larges
qu'il porte, il lui est impossible de dissimuler sa difformité. La
jambe est de la même longueur que celle du côté opposé.

Lorsque l'on fléchit la jambe sur la cuisse, la déformation

disparaît complètement, et les deux segments du membre semblent sur le même plan vertical. On cherche en vain à produire des mouvements de latéralité ; l'articulation est très solide et ne présente aucun mouvement anormal. Pas de contracture du côté des muscles venant s'insérer autour de l'articulation du genou. En fléchissant la jambe sur la cuisse, le pied appuyé à plat sur le sol et le malade resté couché, on constate facilement l'obliquité du plateau tibial, de telle sorte que la déformation devrait être rapportée au tibia et non pas au fémur.

On remarque que la jambe dans l'extension fait avec la cuisse un angle rentrant très marqué. Si on fait passer une perpendiculaire par l'ombilic et le pubis entre les pieds du malade dans la station debout, on voit que le bord interne du pied gauche est éloigné de 12 centimètres de cette verticale. Le genou est moulé en plâtre et conservé dans le service de M. Verneuil, et il est facile d'y constater cette déviation.

Le malade étant dans de bonnes conditions de santé, robuste, vigoureux, solidement musclé, on lui propose de redresser son genou, et l'appareil Collin, avant ses modifications, est appliqué une première fois au mois de mai.

Le malade est soumis au chloroforme, mais l'appareil étant mal fixé, la cuisse glisse légèrement pendant la traction. On continue néanmoins à rapprocher les bras de leviers, et lorsque ceux-ci sont déjà très rapprochés, on entend un léger craquement qui fait penser que la fracture est produite. Le membre est retiré de l'appareil, et le fémur est retrouvé absolument intact. Il s'est produit seulement une très légère ecchymose au niveau du condyle interne. On immobilise le membre dans l'ouate, et le malade est rapporté dans son lit.

Aucun phénomène morbide ne survient à la suite de cette tentative infructueuse ; il n'y eut rien du côté de l'articulation, ni douleur, ni épanchement. La petite ecchymose disparut rapidement en trois ou quatre jours, et, six jours après cet essai, le malade allait et venait de nouveau dans les salles, où il rendait quelques services.

M. Collin, après avoir fait de nouvelles expériences en présence de MM. Verneuil et Farabeuf, modifia son appareil et l'opération fut tentée une seconde fois en juin 1883.

La cuisse est solidement fixée dans les deux gouttières, interne et externe. La plaque de la puissance est placée au dessous de la tubérosité du condyle externe ; le malade anesthésié par le chlorolorme est absolument inerte.

La traction est faite progressivement, et lorsque les leviers sont rapprochés à 40 centimètres à peu près, on entend un craquement caractéristique, et le membre est immédiatement enlevé de l'appareil. On constate assez difficilement la fracture ; la mobilité anormale est nette, mais peu étendue. La fracture située à 4 centimètres au-dessus de l'interligne articulaire rend l'exploration difficile, la crépitation n'est pas perçue. Cette obscurité des symptômes physiques est probablement due à l'intégrité du périoste, qui empêche les fragments de se mouvoir l'un sur l'autre.

On applique une gouttière plâtrée, immobilisant le pied, la jambe et la cuisse, recouvrant les deux tiers de leur circonférence, et allant se continuer avec un bandage abdominal plâtré. (Bandage de tarlatane trempé dans le plâtre comme pour les gouttières ordinaires.) L'axe de la cuisse et de la jambe se continuent parfaitement. La peau est saine et ne présente aucune trace de froissement. Le malade est rapporté dans son lit.

Légère hydarthrose le lendemain, ainsi que cela se présente dans les fractures de cuisse ordinaires.

Le malade reste dans son appareil pendant un mois et demi. L'appareil, retiré au bout de ce temps, permet de s'assurer que la consolidation est à peu près effectuée. La jambe est restée dans une bonne position. L'appareil plâtré est alors remplacé par un appareil silicaté. Deux mois après l'opération, le malade se lève et marche avec une béquille. Tout appareil étant enlevé, le malade part en convalescence à Vincennes ; il y a encore une légère raideur du genou. Il est revu au mois d'octobre : tous les mouvements du genou se font sans aucune raideur ; la marche se fait sans canne, la jambe est absolument droite, et ne présente nulle trace de sa déviation antérieure. Le cal est perceptible, et le fémur à sa partie inférieure est un peu plus volumineux que celui du côté opposé. Le malade continue son métier de garçon de café, et peut faire son travail sans ressentir la moindre gêne dans le genou opéré. Un moule en plâtre de sa jambe est pris pour pouvoir être comparé à celui fait avant l'opération.

Obs. II (inédite). — Le nommé Marb..., âgé de 18 ans, tourneur en bronze, entre à l'hôpital de la Pitié, salle Michon, lit n° 60. (Service de M. le professeur Verneuil, suppléé par M. Pozzi).

Ce malade est petit, mais a toujours été d'une bonne santé; il est robuste et bien musclé. On ne trouve sur lui aucune déformation pouvant permettre de rapporter au rachitisme l'affection qui l'amène à l'hôpital.

Il y a trois ans, il s'aperçut que son genou droit tournait en dedans; il n'y prêta d'abord aucune attention et continua son métier de tourneur, mais peu à peu la déviation s'accentua, la marche devint gênée, le genou droit cognait le genou gauche. Le malade ne peut dissimuler sa difformité; son travail est devenu fatigant, et il est forcé quelquefois de l'interrompre; c'est à son métier qu'il reproche d'avoir déterminé son affection. Il est forcé de faire marcher la manivelle transmettant le mouvement à son tour avec son pied gauche; celui-ci est donc forcé d'être agile, de se lever et s'abaisser rapidement, et ne peut servir de soutien au corps. C'est le membre inférieur droit qui porte à lui seul le poids de tout le corps. Peut-être cette pression continue et double de ce qu'elle devrait être normalement a-t-elle contribué à entraîner et à augmenter la déformation du genou, si l'on sait surtout que notre malade n'avait que 15 ans au début de son affection, et que par suite ses os étaient encore en état de croissance.

Lorsque l'on fléchit la jambe sur la cuisse, l'angle ouvert en dehors formé par les deux segments du membre s'efface complètement; le plateau tibial est horizontal lorsque la plante du pied est appliquée sur le sol. C'est donc bien sur le fémur que siège la déformation.

Si l'on abaisse une verticale passant par l'ombilic et la symphise pubienne, elle passe à 14 centimètres du bord interne du pied dévié. (Le moulage en plâtre du membre déformé est dans le service de M. Verneuil.)

L'état général est aussi satisfaisant que possible, et le malade réclame une opération, quelle qu'elle soit, qui puisse lui redresser son membre.

M. Collin apporte son appareil modifié et l'opération est pratiquée au mois de septembre. Le malade est endormi et mis dans la résolution absolue. La demi gouttière de cuisse est appliquée sur la face externe, et la plaque compressive interne est appliquée au-dessus du condyle interne. Au moyen de la vis e pression, on fixe solidement la cuisse, qui est de plus immobilisée par les deux mains d'un aide pressant sur le muscle biceps qui tend à faire hernie sous l'influence de la compression. La plaque de la puissance est appliquée au niveau de la tubérosité du condyle externe et agit sur elle.

Au moment où on commence la traction, la jambe tend à faire un mouvement de rotation assez marqué. Pour s'y opposer le pied est solidement maintenu par un aide dans la rectitude.

La traction n'a pas besoin d'être continuée longtemps; les bras du levier sont à peine rapprochés de 50 centimètres que la jambe fait avec la cuisse un angle à sommet externe qui semble énorme et effraye réellement. On entend alors un craquement sec, unique, violent, impressionnant. La traction est immédiatement cessée et les bras du levier écartés. La fracture de la cuisse est produite. Il est facile de percevoir la mobilité anormale et la crépitation; l'articulation est restée absolument indemne. Le siège de la fracture est un peu élevé; elle est environ à 10 centimètres au-dessus de l'interligne articulaire, c'est-à-dire dans la diaphyse, ce qui explique l'intensité du craquement entendu au moment de l'opération.

Le membre est facilement mis dans la rectitude. On met alors une légère couche d'ouate, puis un bandage roulé, et enfin par dessus un appareil silicaté, s'étendant [depuis le pied jusqu'à la hanche, et se continuant avec un spica de laine fixant l'articulation coxo-fémorale. Sur la première couche de bandes silicatées, on plaça l'attelle en T en fil de fer que M. Verneuil emploie dans les fractures de cuisse; enfin une dernière bande silicatée maintint le tout immobile.

Pendant la fin de l'application de cet appareil silicaté, le malade se réveilla et fit des mouvements assez violents qu'on empêcha difficilement. Néanmoins la rectitude du membre put être conservée pendant ces mouvements, et le malade fut reporté dans son lit. Le membre droit repose sur un plan résistant afin de permettre à l'appareil de se consolider dans une bonne situation.

Aucun phénomène fébrile ne survint. Le malade ne se plaignit d'aucune douleur; il eut seulement quelques vomissements dans la journée. Les jours suivants sa santé fut aussi parfaite qu'avant l'opération.

Un mois et demi après, l'appareil est enlevé. On constate une consolidation complète; malheureusement le membre, qu'il avait été difficile de surveiller au-dessous de l'appareil silicaté, n'était pas dans une rectitude parfaite. Il persistait encore une légère déviation de la jambe eu dehors, mais loin d'être comparable à celle qui existait auparavant. On tente avec un nouvel appareil de redresser progressivement le membre, mais la consolidation étant trop avancée, on n'obtint aucun résultat. Le malade sort de l'hôpital ayant encore un peu de valgus. Il est revu un mois après sa sortie de Vincennes, marchant sans canne, ni béquille. Le fémur est bien consolidé; le cal est facilement perceptible et appréciable.

Le malade est très heureux de l'opération qui lui a été faite, et dit qu'il peut marcher actuellement sans être gêné. La déformation n'est plus visible; la démarche n'est plus disgracieuse et les genoux ne se choquent plus l'un contre l'autre.

Obs. III (1). — M. Polaillon présente une malade âgée de 16 ans, atteinte de genu valgum et traitée, en présence de M. Verneuil, par l'ostéoclasie double, à l'aide de l'appareil de Robert et Collin. L'écartement était considérable, ainsi qu'on peut le voir sur le moule en plâtre, pris avant l'opération ; il atteignait 18 cent. au niveau des malléoles.

La malade qui marchait très mal, marche très bien à l'heure actuelle.

La fracture du fémur droit s'est faite au point classique immédiatement au-dessus des condyles ; la fracture de côté gauche a porté à 4 cent. au-dessus de ces condyles, et il en est résulté un cal volumineux ; l'inconvénient qui en résulte est d'ailleurs très minime.

Obs. IV (2). Présentée par M. Gillette à la *Société de chirurgie*. — Il s'agit d'un jeune homme de 16 ans ; l'écartement entre les malléoles était de 15 cent., au moment où je le vis pour la première fois. Quelques mois après, il s'était accru de 3 cent. Il avait, en outre, une notable rétraction du biceps crural. Je fis usage de l'appareil Collin ; la fracture obtenue au moyen d'une pression d'environ 150 kilogr., siégeait un peu au-dessus des condyles. La consolidation s'effectua sans difficulté,

(1) Soc. chir., 28 novembre 1883. Sem. méd., 1883, p. 348.
(2) Soc. chir, séance du 12 décembre. Sem. méd., 1883, p. 363.

et à l'heure actuelle, l'on ne trouve même plus de trace du cal.

Le malade marche très bien, malgré une légère atrophie des muscles de la jambe et de la cuisse.

Obs. V. — Genu valgum double chez un rachitique. Ostéoclasie du fémur droit. (Observation recueillie par M. Widal, externe du service.)

Moreau (Fr.,) âgé de 16 ans 1/2, entre le 19 janvier 1884, dans le service de M. le professeur Guyon, salle Saint-André, n° 25. A l'âge de 2 ans, il a eu des convulsions, et à la suite, des douleurs s'irradiant depuis le genou, jusqu'à la partie inférieure de la jambe. A partir de cette époque, s'est developpée peu à peu sur la face interne du genou droit, une tuméfaction existant encore aujourd'hui, au niveau du condyle interne du fémur et de la tubérosité interne du tibia. En même temps, le pied s'est déjeté en dehors. Jusqu'à cinq ans, le malade n'a pu se tenir debout, et c'est à partir de cet âge seulement qu'il a commencé à marcher sans appui.

Aujourd'hui, la marche est relativement facile, mais la moindre fatigue cause de la douleur, et c'est ce qui amène le malade à l'hôpital.

Moreau se présente sous l'aspect d'un rachitique : malingre et vieillot ; il n'a pas la conformation de son âge ; atteint de strabisme et de myopie, il clignote sans cesse des paupières. Il porte d'ailleurs sur le squelette des traces indéniables de rachitisme : les deux tibias sont déformés et contournés en lame de sabre.

En le faisant marcher, on le voit boiter, déjetant fortement le pied droit en dehors, inclinant disgracieusement le tronc de ce côté, en frottant ses deux genoux l'un contre l'autre. Examiné au lit, la jambe étant dans l'extension, on ne constate pas d'atrophie des muscles de la cuisse, mais on voit le pied droit très sensiblement éloigné du gauche, et lorsqu'on invite le malade à mettre les deux chevilles en contact, il n'y peut parvenir, malgré tous ses efforts. *Dans l'extension l'espace entre les deux malléoles est de* 18 *centimètres* 1/2. Si le malade plie les deux genoux à angle droit, le signe de Malgaigne est facilement apparent : les deux malléoles se touchent alors et les jambes deviennent parallèles.

Le malade étant debout, si la distance du grand trochanter à la malléole externe est considérée comme la base d'un triangle dont la cuisse et la jambe seraient les côtés, la hauteur de ce triangle est de 8 centimètres. Dans le triangle formé de la même façon avec la jambe gauche, la hauteur est de 4 cent. 1/2 ; il y a donc également difformité moitié moindre environ que celle du côté opposé.

31 janvier. Le fémur droit est ostéoclasié avec l'appareil Collin, la plaque de cuisse appliquée sur la face externe du membre. La plaque de puissance est placée immédiatement au-dessous du condyle externe. Au moyen de la bascule soutenant la vis compressive, on descend la plaque de résistance aussi bas qu'il est possible, de telle sorte que les deux plaques de puissance et de résistance sont placées presque vis-à-vis l'une de l'autre, et agissent sur le fémur presque à la façon des deux lames d'une paire de ciseaux. La traction est faite par secousses. Les bras de levier ayant parcouru les deux tiers de leur course, on entend un craquement assez sourd, n'ayant ni la force, ni l'éclat de celui que nous avons entendu dans nos expériences. Le membre est alors enlevé de l'appareil, et la fracture facilement diagnostiquée. Celle-ci siège très bas, à deux travers de doigt environ au-dessus de l'interligne articulaire, ce qui explique le peu d'intensité du bruit de fracture entendu pendant l'opération.

Le malade étant toujours anesthésié, on applique un appareil plâtré comprenant tout le membre et se reliant en haut avec une large ceinture plâtrée.

1er février. C'est-à-dire le lendemain de l'opération, on remarque qu'il s'est produit un léger épanchement dans le genou et que la température dépasse 38°. Pas de douleurs. L'épanchement disparaît au bout de quelques jours, et la température redevient normale trois jours après l'opération pour ne plus dépasser 37,5. On enlève l'appareil le 18 janvier : le membre est dans la rectitude, mais la consolidation n'est pas encore parfaite ; on laisse alors le membre sur un coussin pendant plusieurs jours, puis le 22 février on réapplique un appareil semblable au premier.

CONCLUSIONS.

Le nouvel ostéosclaste Collin agit directement sur le fémur, *latéralement et non de bas en haut*. Jamais l'articulation ne subit de tractions ; *les organes du creux poplité sont à l'abri de toute lésion.*

Les points d'appui sont suffisamment larges pour qu'on n'ait pas à craindre d'effet fâcheux sur les parties molles. Dans nos expériences, il n'y eut jamais d'écrasement, ni d'éclatement de la peau ; une fois, dans une de nos observations, il se produisit une ecchymose très légère, qui disparut rapidement.

L'application de l'appareil doit être faite avec beaucoup de soin, le résultat de l'opération en dépend en grande partie. Une mauvaise application peut entraîner des désordres assez sérieux, mais *des règles fixes* peuvent être assignées pour assurer le succès..

La cuisse doit être bien exactement fixée par les deux demi-gouttières latérales, de façon à rendre tout mouvement impossible. Pour atteindre ce résultat, il faut serrer la vis compressive avec une *très grande force.* Pendant ce temps de l'opération et au début de la traction, une tendance à la rotation en dehors de la jambe doit être prévenue par la main d'un aide tenant solidement le pied.

La fracture peut se faire en divers points de l'ex-trémité inférieure du fémur, qui sont *déterminés à l'avance, suivant le point du condyle où l'on applique la puissance.* Si l'on veut produire une fracture épi-physaire immédiatement au-dessus des condyles (2 centimètres au-dessus de la trochlée fémorale), faut appliquer la plaque de la puissance immédia-tement *au-dessous de la tubérosité du condyle.* Si on veut produire une fracture diaphysaire à 6 ou 7 centimètres au plus au-dessus des condyles, on doit appliquer la plaque de puissance *au niveau ou immédiatement au-dessus de la tubérosité du condyle.*

Dans les deux cas la fracture est toujours oblique, très légèrement dans le premier, beaucoup plus dans le second, et la partie inférieure du trait de fracture est toujours située du côté où a été appli-quée la plaque de puissance. Dans le second cas, il peut y avoir quelquefois une petite fissure, qui ne dépasse pas 2 ou 3 centimètres.

Un craquement sec, unique, indique la produc-tion de la fracture; il est beaucoup plus sec, plus éclatant dans la fracture diaphysaire que dans la fracture épiphysaire.

Dans nos observations, aucun malade n'a pré-senté de phénomène alarmant. Un seul eut, le soir, pendant les trois premiers jours qui suivirent l'o-pération, une température de 38°,2. Tous conservè-rent un état général excellent.

La consolidation de la fracture s'est faite en un mois et demi, deux mois.

L'application de l'appareil immobilisateur à la

suite de l'ostéoclasie a une importance capitale ;
c'est lui qui détermine la forme ultérieure du
membre. L'appareil plâtré de tout le membre inférieur, se continuant avec une ceinture plâtrée,
donne d'excellents résultats. Cet appareil permet
de surveiller le membre, et de remédier, s'il est nécessaire, à un léger degré d'hydarthrose qui se produit quelquefois, comme il arrive du reste dans
presque toutes les fractures de cuisse.

Paris. — A. PARENT, imp. de la Fac. de médec., A. DAVY, successeur,
52, rue Madame et rue M.-le-Prince, 14.

www.ingramcontent.com/pod-product-compliance
Ingram Content Group UK Ltd.
Pitfield, Milton Keynes, MK11 3LW, UK
UKHW021657130726
13696UKWH00004B/1588